AF468116

LE CHOLÉRA

ÉTIOLOGIE ET TRAITEMENT

Imprimerie médicale et scientifique (Durand), rue du Bac, 83.

LE CHOLÉRA

ÉTIOLOGIE ET TRAITEMENT

PAR LE DOCTEUR CARON

Membre de la Société de médecine pratique;
De plusieurs Sociétés médicales françaises et étrangères;
Chevalier de la Légion d'honneur.

MÉMOIRE LU A LA SOCIÉTÉ DE MÉDECINE PRATIQUE DE PARIS
Dans sa séance du 2 octobre 1873.

PARIS
GERMER-BAILLÈRE, LIBRAIRE-ÉDITEUR
RUE DE L'ÉCOLE-DE-MÉDECINE, 17

1873

LE CHOLÉRA

ÉTIOLOGIE ET TRAITEMENT

En présence d'une aussi terrible maladie, qui frappe impitoyablement dans toutes les classes de la société, il est du devoir de tous les praticiens, tant au point de vue humanitaire, qu'a celui de la science proprement dite, de centraliser toutes les observations particulières, d'apporter individuellement, les idées, les opinions quelles quelles soient, de façon à en déduire les raisonnements et les conclusions qui doivent naturellement sortir des appréciations collectives, dégagées de de toutes les spéculations personnelles. C'est le cas où jamais de dire, du choc des idées jaillira la lumière.

A notre point de vue particulier, il nous paraît assez étrange, que toutes les fois que le choléra fait une nouvelle apparition en France, ou dans un coin quelconque de l'Europe, on prenne à tache, de toujours rapporter son invasion à l'arrivée de quelque voyageur débarquant de l'Inde ou de toute autre province cholérigée.

Et ce que nous trouvons de plus étonnant encore, c'est que le plus ordinairement, il est à peu près impossible d'assigner sinon immédiatement mais au moins indirectement les rapports des sujets frappés avec les voyageurs contaminés.

Les paquebots de l'Inde ne viennent pas aussi rarement qu'on pourrait le supposer; si l'on ne comptait qu'avec l'apparition du mal qu'on leur attribue il en serait assurément bien autrement.

Les commissaires maritimes sont là, pour nous affirmer que chaque semaine, chaque mois, il entre dans nos principaux ports, des navires venant de ces contrées cholérigènes et cependant, on est loin de voir l'épidémie cholérique se manifester à chaque arrivage.

D'un autre côté, si l'on a quelquefois été à même de suivre l'invasion du fléau, à la dissémination des voyageurs; il y a un plus grand nombre de cas, dans lesquels, on a constaté la maladie, dans des quartiers de la ville entièrement éloignés de ceux fréquentés par les arrivants, et où ceux-ci n'ont jamais pénétré.

En présence de ces arguments assez péremptoires pour justifier le doute et donner cours aux hypothèses les plus contradictoires, nous nous croyons plus que jamais autorisé à rééditer ici, une opinion que nous avons déjà présentée en d'autres circonstances et qui sans prétendre aux honneurs de la priorité, n'en paraît pas moins discutable; corroborée qu'elle a déjà été par des hommes éminents.

M. le professeur Andral, dans son Traité de clinique médicale; et après lui M. le docteur Mesmet, ont avancé comme nous, que cette maladie pouvait bien avoir son siége dans une altération des centres nerveux.

C'est qu'en effet, si des observateurs sérieux, des praticiens recommandables, ont signalé la diarrhée prémonitoire comme l'un des symptômes caractéristiques du début de la maladie; de notre côté, nous avons été frappé aussi, de la fréquence, nous pourrions ajouter de la constance de la céphalalgie concomitante, et qui a notre sentiment, pourrait peut-être servir à éclairer le praticien, sur la cause et la marche des accidents spécifiques de cette affection.

Les physiologistes les plus accrédités, ne nous ont-ils pas appris, que la section du pneumo-gastrique et des branches antérieures du grand sympathique chez les animaux supérieurs, entraînait nécessairement le vomissement et l'évacuation par les voies naturelles, de tous les produits contenus dans la vessie et les intestins ? Qu'y aurait-il donc de plus extraordinaire, que la compression ou l'inflammation de ces centres nerveux ou de leur névrilème, put produire sur les organes aux fonctions desquels ils président les mêmes accidents, relatifs à leur degré d'intensité ou d'étendue.

Ne sommes-nous pas tous en droit de nous rappeler, l'influence des émotions profondes sur les fonctions digestives. N'arrive-t-il donc pas tous les jours de constater les troubles fonctionnels produits chez les personnes nerveuses; ces indigestions, au milieu de la santé la plus parfaite, provoquées uniquement par des impressions subites de joie ou de peine ?

Si donc actuellement prenant en considération cette céphalalgie profonde, particulière, accompagnant, précédant même les autres symptômes : lassitude générale, dépression plus ou moins profonde des forces, l'anorexie et l'état nauséeux qui, avec la diarrhée, constituent essentiellement l'ensemble des phénomènes qui méritent d'être appelés prémonitoires, n'aurons-nous donc pas saisi le siége anatomique du mal; et ne serons-nous pas mieux fondés à suivre les progrès de la maladie d'après la succession des altérations pathologiques elles mêmes.

Ces hémicranies particulières pouvant résulter d'une congestion, ou tout simplement d'une suffusion séreuse du névrilème, soit même du tissu cellulaire à l'origine, ou dans l'étendue de ces nerfs. Qui d'ailleurs, nous contestera que dans une foule de méningites aigues franches, on ne se trouve pas souvent en présence d'une série d'accidents qui, jusqu'à un certain point, simulant une invasion cholérique?

La grande majorité de ces choléras infantiles que nous observons à certaines époques, ne se caractérisent pas autrement et on n'hésite pas à les attribuer à une méningite aigue ou méningo encéphalite, à la suite desquelles, à l'autopsie, on ne rencontre pas plus de lésions organiques que dans le choléra lui-même. On nous accordera facilement que dans ces cas particuliers, la maladie débute toujours par une sorte d'indigestion dont la cause réside dans la fatigue des voies digestives de ces jeunes sujets, toujours condamnés à une alimentation intempestive, très-abondante, anticipée.

Quant à l'intensité des accidents, à leur gravité, ou à leur durée même; ne sera-t-il possible de les rapporter à l'étendue ou à la profondeur de la lésion anatomique? Si maintenant nous essayons de les analyser dans leur succession comme dans leur forme, qu'y trouvons-nous? D'abord une série d'accidents légers, très-supportables pour les malades, qui trop souvent aussi et pour ces mêmes raisons, ne les veulent pas prendre au sérieux, les négligent et plus tard, ils sont victimes de leur indifférence.

Abandonnés à eux-mêmes, ces premiers symptômes se caractérisent, s'aggravent par le fait même des dépravations ultérieures que subissent ces aliments, ces boissons intempestivement confiées à l'estomac inertié, paralysé.

C'est alors, que débute ce que l'on pourrait appeler la deuxième période, toujours plus compromettante que la première, en raison de la plus grande irritabilité des organes et du commencement de fermentation des produits renfermés dans les voies digestives dérangées. L'aronexie et l'état nauséeux du début s'accentuent de plus en plus. Il arrive même un moment, où l'estomac ne peut plus tolérer la présence de ces éléments dépravés. C'est la période d'évacuation, celle où les régurgitations contiennent partie des aliments et des boissons quotidiennes antérieures.

Le ventricule surexcité se débarrasse le plus complétement possible, jusqu'au moment où parvenu à un véritable paroxysme nerveux, apparaissent ces contractions spasmodiques qui déchirent l'estomac et où commence le stade le plus pénible de la maladie, car c'est à cette époque aussi où l'intestin dépourvu de toutes les matières fécales entre en contractions cloniques, sous l'influence progressive de ces mouvements antipéristaltiques de tout le tube digestif ; apparaissent bientôt ces produits risiformes, qui s'expulsent à leur tour, au milieu des excrétions mucoso-séreuses, provenant des exsudations forcées de la muqueuse intestinale.

C'est à vrai dire un renversement complet des fonctions naturelles de ces appareils; aussi tous les produits qui avaient été digérés, emmagasinés dans les absorbants mésentériques, sont repoussés sous forme de granulations analogues aux produits sébacés de la peau, dont on comprime artificiellement les réservoirs pour les en faire sortir.

On comprend, que dans la transformation de ces fonctions, l'économie dépense en pure perte, le sérum du sang, qu'elle subisse une prompte et très-profonde déperdition des éléments vitaux, calorifiants. Que les fonctions du cœur et du poumon se ralentissent peu à peu et ensuite complétement. C'est à la succession de tous ces phénomènes pathologiques, qu'il convient de rapporter le refroidissement général, la disparition des urines, l'abaissement progressif du pouls, la cyanose général et enfin la mort, quand on n'arrive pas à temps pour réagir contre tous ces désordres.

On nous passera la comparaison, mais elle nous semble légitime : dans cette dernière période l'économie nous représente une locomotive dont on a renversé la vapeur, ce qui explique le recul du système, comme dans le choléra, la restitution progressive de tous ces produits d'assimilation, dénaturés, dépravés, agissant antiphysiologiquement sur l'organisme et déterminant la série de contractions spasmodiques générales, dont tout l'individu est travaillé, qui se caractérise par les crampes atroces, au milieu desquelles succombent les pauvres malades, et contre lesquelles les efforts de la médecine sont restés impuissants.

Ici se présente tout naturellement la question de la nature

prétendue infectieuse, virulente de la maladie cholérique. Il résulte de toutes les considérations précédentes, que nous sommes loin de regarder le choléra comme la conséquence d'un empoisonnement primitif, dû à la présence dans l'air, l'eau ou les individus de substances cholérigènes. Et nous ajoutons que les matières morbifiques animales, végétales ou autres que certains auteurs regardent comme les agents essentiels, indispensables de la maladie, ne sont à notre avis que des productions parasitaires préparées, engendrées par les altérations organiques, anatomiques, que nous avons décrites précédemment.

A cet égard les pathologistes se montreront-ils donc plus difficiles que les chimistes, pour accepter que la constitution de certains produits caustiques, tels que l'acide muriatique, sulfurique, acétique, etc., ne sont que le résultat de combinaisons élémentaires parfaitement inoffensives, inactives dans le sens chimique proprement dit; que la genèse de tous les virus, ne dépend que de la transformation des éléments organiques naturels, sous l'influence des conditions particulières de ces organismes et des milieux atmosphériques et climatériques dans lesquels ils s'accomplissent; que toutes les maladies, en définitive, ne sont que des perturbations des fonctions ordinaires de la vie; et que l'on ne saurait toujours faire intervenir dans ces conditions la présence d'êtres ou d'entités nouvelles. Il conviendrait au surplus de les constater dans les milieux en question avant qu'ils ne donnassent lieu à une pneumonie ou à une pleurésie, etc. Que la pyoémie elle même, n'est qu'une transformation accidentelle des éléments du sang normal, modifié par les conditions particulières des sujets, soumis à des actions perturbatrices, dues aux variations de l'hygiène individuelle ou des changements subits de la température ou du climat.

On ne se refusera pas à reconnaître que l'automne est une des saisons de l'année qui se prête le plus favorablement à la genèse de tous les cryptogames, de toutes ces végétations d'ordre inférieur; et ce qui n'est pas moins intéressant à constater; c'est aussi que toutes ces nouvelles plantes parasites, se développent sur les détritus de la végétation précédente; de celle où se manifestaient toutes les formes de la vie active, luxuriante, où les individus offraient les conditions de la plus grande virilité; les sucs étaient plus complètement élaborés et les produits plus résistants, mieux constitués.

C'est, en effet, la décomposition des fleurs, des feuilles et des fruits, qui paraissent être la terre promise de toutes ces végétations parasitaires. C'est généralement sur la souche, voire même sur les branches des arbres malades ou morts, que l'on rencontre les plus beaux échantillons d'agarics, de lichen, de bolets, de clavariste. Nos botanistes savent aussi parfaitement que chaque arbre, chaque végétal possède des parasites spéciaux.

Tout prouve donc ici, péremptoirement, que l'atmosphère et ses végétaux se prêtent un mutuel concours. Pourquoi ne pourrait-il donc être de même pour l'homme et ses maladies, notamment dans le choléra! Ici encore nous nous appuierons sur des comparaisons, des analogies qui sont faciles à constater et à reproduire aussi souvent que l'on désire.

Les horticulteurs savent parfaitement, qu'à défaut de sporules ou de débris de champignons comestibles, ou peut à son gré, faire naître des champignons de couche, en faisant rouir dans l'urine de jument, un vieux balais de bouleau, que l'on dispose ensuite sous la terre végétale légèrement et constamment humectée, placée au soleil et convenablement abritée des vents du nord ou bien encore, et ce qui est plus communément pratiqué, dans des caves ou des carrières.

Certes dans cette manière de procéder, on ne saurait invoquer la présence des graines de sporules, des germes et néanmoins, on arrive en peu de temps, à récolter des cryptogames parfaitement constitués.

En général aussi, les parasites de toute nature, se développent de préférence sur les produits organiques en décomposition, les poux ne sont considérés par aucun pathologiste, comme cause du tempérament lymphatique, humoral, scrofuleux. Les scolytes de l'orme pyramidal ne s'attachent que sur les sujets déjà malades ; en effet, c'est principalement sur les ormes affectés d'une sorte de diabète, que l'on constate les ravages de ces animaux destructeurs.

Pourquoi donc se refuserait-on plus arbitrairement à admettre que les infections en question, voire même l'*oïdium albicans*, et les autres animalcules décélés par le microscope dans les déjections cholériques soient plutôt l'effet que la cause, ce qui ne nous empêcherait pas de reconnaître avec nos confrères, que ces produits une fois engendrés, et en très-grande abondance, ne puissent comme les autres virus ou miasmes, se jeter sur certains individus en apparence sains, et y constituer de nouveaux foyers d'infections, servant alors à généraliser, à endémiser la malade.

Dans ces conditions, la transformation des matériaux de la digestion, constitue pour l'estomac et ses annexes un véritable poison, qui se comporte à l'instar de l'émétique, de l'ipécacuanha ou des sels de cuivre, avec une intensité telle, que l'irritabilité nerveuse dépasse les limites de la fonctionnalité physiologique, et surgit alors l'ensemble des phénomènes pathologiques des empoisonnements en général. C'est aussi d'après ces interprétations, que nous reconnaissons l'heureuse intervention de la médication évacuante au début de ces premiers accidents. Dans ces mêmes circonstances, ils agissent, on pourrait dire homœopathiquement, par substitution et peuvent, dans bien des cas, prévenir les complications des deux et troisième périodes de la maladie. C'est aussi ce qui rend compte du choix particulier qu'il convient de faire, à l'endroit des agents purgatifs, autant à cause du degré de la maladie que de l'idiosyncrasie des sujets et de leur susceptibilité organique.

N'y a-t-il pas, d'ailleurs, bon nombre de médecins qui ont eu l'occasion de voir survenir de véritables choléras, à la suite de l'emploi immodéré ou intempestif de certains purgatifs drastiques. Oui, mais on nous objectera que ce sont des affections particulières, isolées et ne présentant pas de gravité au point de vue épidémique ; soit, mais si cependant ces cas spéciaux duraient assez longtemps pour donner lieu au développement des parasites en question, qui dit que la maladie ne pourrait se généraliser, surtout si elle apparaissait dans un hôpital ou tout autre condition où existerait une certaine agglomération de personnes.

Nous ajouterons que pour que cette affection pût revêtir des caractères de cette nature, il lui faudrait le concours des conditions hygrométriques, telluriques, particulières, que nous ne connaissons pas encore, malgré toute la sollicitude avec laquelle les micrographes et même les cliniciens se sont mis à l'œuvre.

C'est donc une nouvelle preuve à l'appui du raisonnement que nous tenions au début de cette étude, quand nous invitions tous les travailleurs à observer sérieusement et à centraliser toutes leurs recherches.

C'est pour remplir ce devoir, que nous nous empressons de consigner ici l'observation détaillée du seul cas de choléra bien confirmé, qu'il nous a été donné de suivre jusqu'à ce jour, au milieu d'une vingtaine de cholérines plus ou moins accentuées.

M. Lebrun, âgé de 78 ans, artiste amateur, demeurant rue Croix-des-petits-Champs, 5, homme de petite taille, vif, d'un teint habituellement élevé, d'un caractère gai, n'ayant presque jamais été malade, bien qu'ayant mené une existence nomade, est pris, le 9 septembre, après quelques jours de malaise, qui se caractérisèrent par une fatigue vague, une perte relative de l'appétit, une céphalalgie légère avec lombago, une sorte d'inaptitude au travail, flatuosités gastriques et abdominales, selles plus fréquentes que d'habitude depuis deux jours, trois à quatre dans la nuit et autant le jour. C'est dans ces conditions que le 9 septembre, il est tout à coup pris de refroidissement, de vomissements, d'une céphalalgie plus violente encore que les jours précédents, les garde-robes deviennent plus fréquentes, toutes les demi-heures ; il éprouve une difficulté très-prononcée d'articuler les sons ; il ressent des douleurs violentes dans le ventre, de véritables crampes, surtout au moment de chaque vomissement, le pouls est imperceptible, les urines font entièrement défaut, les évacuations alvines liquides, mousseuses, incolores, grisâtres, où nagent des grains de riz, la langue est froide, ardoisée, et le patient peut à grand peine dire que son plus grand mal est dans sa tête, qu'il éprouve une soif très-ardente, et il requiert des boissons rafraîchissantes.

Malgré son grand âge, et en en présence des phénomènes pathologiques indiqués, nous lui faisons prendre le vin de Colombo composé, toutes les demi-heures d'abord.

La tisane de camomille légère.

Des cataplasmes de farine de lin bien chauds sur le ventre, et des sipanismes de farine de moutarde appliqués largement sur les cuisses.

Les premières cuillerées de vin (trois environ), ont été vomies, puis la tolérance s'est établie, le pouls s'est ensuite peu à peu relevé, le malade est entré en grande transpiration, la voix s'est relevée en même temps que disparaissaient les vomissements et la diarrhée.

La langue s'est bientôt humectée et la soif diminuait.

Le 10 au matin, le malade était dans une voie bien marquée d'amélioration, qu'il exprimait lui-même avec une sorte de surprise. Urines rares et fortes. La médication fut continuée toutes les heures, bien qu'il ne trouvât pas le médicament de son goût.

Le 11, le mieux s'accentuait encore et la médication soutenue toutes les deux heures ; il prit du bouillon de poulet, deux tasses. Les garde-robes s'effectuèrent dans de meilleures conditions encore, les urines reparurent.

Le 12, potage ; vin de Colombo après.

Le 13, alimentation ; levée d'une heure.

Le 14, reprise complète de ses habitudes journalières et de son régime. Le vin après le repas.

Et il sortit.

TRAITEMENT DU CHOLÉRA

A défaut d'une théorie satisfaisante, pour rendre compte des accidents spécifiques du choléra, tous ceux qui, depuis 1832, ont été en position de donner des soins aux malades des différentes épidémies qui se sont succédées, un grand nombre, si ce n'est même la généralité des médecins, sont unanimes pour reconnaître que l'intégrité des fonctions digestives des sujets sont, en thèse générale, une des causes de l'immunité préventive du choléra.

C'est implicitement faire ressortir l'importance que tout le monde doit attacher à surveiller, plus ou moins sérieusement, la fonctionnalité de ses appareils digestifs, le soin avec lequel on doit diriger son hygiène de chaque jour et veiller à entretenir l'activité naturelle de l'estomac et de ses annexes.

Pour notre propre compte, nous n'avons jamais rien trouvé de plus efficace pour combattre les dyspepsies, les anorexies, et toutes les formes de la gastralgie et gastro entérite chroniques, vulgairement dites classiques, que l'administration d'une préparation pharmaceutique particulière, dont nous nous sommes servi dans l'épidémie de 1849 et les suivantes, avec le plus grand avantage.

Cette composition consiste dans la confection d'une liqueur à laquelle nous avons donné le nom de vin de Colombo composé.

On le prépare avec :

Écorce d'orange. . . ⎫
Racine de Colombo. . ⎬ ãã 30 grammes.
Racine de bistorte . . ⎭
Baies de genièvre.

Que l'on fait macérer plusieurs jours dans un liquide contenant :

Eau. . . . . 1000 grammes.
Alcool médicinal. . 40 —

La colature étant opérée, on retire les substances, puis on ajoute 10 grammes d'acide muriatique pur, par 1000 grammes de liqueur. Enfin on aromatise le tout avec quantité suffisante de jus ou de teinture de cassis.

Cette préparation, dont le goût est passablement amer, est essentiellement tonique, digestive, antiseptique et diaphorétique, surtout à haute dose.

Dans la pratique ordinaire des dyspepsies, chez les personnes délicates, affaiblies par des gastralgies idiopathiques ou symptomatiques, nous faisons prendre une cuillerée de ce vin après les repas. Dans le choléra, la dose en est augmentée en raison de la gravité du mal, l'idiosyncrasie du sujet. à raison de la période et de l'intensité des accidents.

Au début, dans la période dite prémonitoire où les malades n'accusent qu'une perte d'appétit, un état nauséeux encore insignifiant, une cuillerée à soupe, prise toutes les deux ou trois heures, a souvent suffi pour arrêter tout le mal, juguler en quelque sorte la maladie, surtout en faisant observer aux malades la diète, le repos, et en les soumettant à la tisane de camomille légère bien chaude.

Quand la maladie est plus caractérisée, qu'il y a des vomissements, bien qu'à de longs intervalles, que la diarrhée commence à tourmenter les individus, le médicament doit être pris d'heure en heure, toujours en alternence avec la tisane ; le repos au lit, la diète, les cataplasmes chauds sur le ventre et les sinapismes de farine de moutarde aux cuisses.

Enfin dans la troisième période, dans celle qui est la plus grave, alors que les vomissements, les évacuations alvines se succèdent avec un caractère spécifique de grains de riz, qu'il y a des crampes, du refroidissement, de la cyanose, nous n'hésitons pas à le faire prendre tous les quart d'heures, toutes les demi heures, en raison de la résistance du mal.

Une observation qui a bien son importance, consiste à prévenir les confrères qu'ils ne doivent pas s'étonner si les premières cuillerées du médicament sont rejetées. Il ne faut pas s'arrêter ; au contraire, c'est le cas d'en continuer plus sévèrement l'usage, jusqu'à ce que la tolérance s'établisse, ce qui, d'ailleurs, ne comporte que quelques instants de patience, quelquefois une demi-heure, une heure, après quoi les accidents diminuent, la réaction s'opère, les malades entrent en transpiration, les crampes disparaissent peu à peu et les déjections s'arrêtent complétement, ce qui n'empêche pas que l'on ne doive toujours continuer, sauf à ralentir au fur et à mesure de l'amélioration obtenue et à n'abandonner toute médication, qu'alors que la parole est revenue, les sécrétions urinaires reparues, le rétablissement du pouls et la disparition complète de la cyanose.

Nous nous empressons d'appeler l'attention des praticiens qui consentiront à faire usage de notre vin de Colombo composé, qu'il est de la plus grande importance de surveiller son mode d'administration, afin de modérer, de régler en quelque sorte les réactions obtenues.

Car très-fréquemment, les réactions s'accomplissent trop rapidement, vers le cerveau, le poumon ou le cœur et constituent des complications contre lesquelles il faut toujours être en garde.

Une précaution qui n'est pas moins importante que toutes les précédentes, c'est de ne point céder aux désirs des malades, qui pendant tout le cours de cette affection, sont tourmentés d'une soif ardente qui les pousse à réclamer des boissons froides, rafraîchissantes. Malheur à tout contrevenant qui aurait la faiblesse de satisfaire à ce besoin autrement qu'avec la tisane aromatique de camomille chaude, et bien chaude !

Dans l'épidémie de 1866, sur 72 malades traités par ces procédés, le nombre des décès n'a été que de trois, et nous pouvons affirmer que la grande majorité de nos insuccès dans les différentes épidémies auxquelles nous avons assisté, n'ont eu d'autres causes que le refroidissement du corps ou des viscères intestinaux ; par les courants d'air ou l'introduction de boissons froides qui ont, en peu d'instants, modifié l'état du malade et déterminé sa mort.

Dans ces conditions, la transpiration qui était parfaitement aqueuse, liquide, devient tout à coup visqueuse, froide ; elle se fige en quelque sorte sur la peau, la respiration devient anxieuse, la voix s'altère de nouveau, le pouls s'affaiblit, la cyanose se transforme en une disposition œdémateuse générale et les malades succombent à une véritable asphyxie.

Un point sur lequel nous tenons encore à appeler l'attention de nos confrères, c'est sur la convalescence des sujets qui ont bénificié de cette médication.

C'est assez commun de voir les malades qui ont échappé aux alternatives du choléra, présenter ultérieurement tout le cortége des accidents de la fièvre typhoïde ou simplement d'une fièvre muqueuse plus ou moins accentuée. Nous devons à la vérité de dire que ces complications se manifestent le plus ordinairement chez les convalescents que l'on réalimente trop vite ou trop abondamment. Ce qui donne d'ailleurs la preuve des dépravations qu'ont subi les organes digestifs avant et pendant la crise cholérique.

C'est assurément une observation que beaucoup de médecins ont faite et qui nécessite de recourir à la médication évacuante, dérivatrice, de l'entéro-mésentérite pure, classique. Comportant encore certaines précautions qui ressortent de la théorie que nous venons d'exposer.

A savoir que les agens purgatifs dont on fait usage soient administrés d'une certaine façon et dans certaines conditions particulières aussi, comme de n'être pas données à trop haute dose, à des intervalles trop rapprochés, et surtout d'être tiédis préalablement.

Nous avons pour habitude alors de prescrire la limonade purgative à 50 grammes, ou l'eau de Pullna, voire même l'eau de sedlitz que nous faisons prendre par demi-verre, d'heure en heure ou de deux heures en deux heures, suivant l'état de la langue et le degré d'affaissement du malade, recommandant aux gardes et aux familles de faire prendre intercalairement du bouillon d'herbes ou de la tisane ; de faire tenir en permanence sur le ventre des cataplasmes chauds, etc. ; d'observer la diète la plus sévère jusqu'à la disparition des symptômes, l'amélioration des garde-robes et le nettoiement complet de la langue, seul critérium de l'époque à laquelle l'alimentation peut devenir réparatrice. Bouillon de veau ou de poulet, potages. Enfin, avant de terminer tout ce que nous avons à dire sur le choléra et son traitement, nous ne voudrions pas que l'on pût croire que notre confiance dans le vin de Colombo composé, aille jusqu'à nous faire omettre ou négliger l'emploi des moyens ordinaires, ces accessoires obligés des réactions que nous sollicitons par la médication interne.

Les sinapismes surtout faits avec de la moutarde jouent un grand rôle dans notre arsenal thérapeutique ; les cataplasmes sur le ventre, enfin les embrocations et les frictions locales et générales, suivant la localisation ou la dissémination des crampes, des contractures. La préparation à laquelle nous donnons la préférence consiste dans l'usage de la formule suivante :

Huile de camomille camphrée. . .	40	grammes.
Teinture éthérée de digitale. . . .	5	—
Laudanum de Sydenham.	2	—

M. F. S. A. pour un liniment, avec lequel nous faisons frictionner les malades aussi souvent et aussi longtemps que le comporte la résistance des crampes.

Nous tenons aussi en très-sérieuse considération les moyens hygiéniques généraux ; le renouvellement d'un air respirable, pur, dégagé de toute humidité ou vapeurs odorantes et surtout à une constante température de 12 à 14 degrés. Redoutant tout particulièrement, ainsi que nous l'avons dit, l'impression du froid externe ou interne. Les désinfectants de toute nature font partie de notre thérapeutique, à la condition de n'être pas très-odorants ni caustiques.

Il est facile de comprendre que nous conseillons comme tous les praticiens, l'usage des agents chimiques, capables de prévenir ou de détruire la fermentation organique qui sont ou cause ou effet ; que nous attachons un prix inestimable à l'emploi de tous ces moyens qui, à un titre ou à un autre, peuvent s'opposer à la réalisation de ces milieux favorables et au développement d'une maladie pareille à celle que nous venons d'étudier.

Aussi, tout ce qui peut concourir à modifier, transformer, détruire même, les conditions de l'air, du sol, des eaux, des lieux et des personnes, tout ce qui peut s'opposer au développement des ferments de quelque nature qu'ils soient, doit être mis en œuvre.

On sait d'ailleurs que la sollicitude avec laquelle les médecins, les autorités municipales se préoccupent de toutes ces questions hygiéniques préventives, influent d'une façon très-heureuse sur le moral des populations et leur rend cette confiance et cette sérénité d'âme qui sont aussi des éléments d'immunité préventive. Nouvelles preuves encore à l'appui des théories que nous nous sommes efforcé de développer dans tout ce travail et qui fournissent en quelque sorte la clef des précautions à observer et la médication à suivre.

Serait-il donc absolument impossible de prouver, que les conditions atmosphériques et telluriques de nos régions, devenues si variables, ne fussent, dans certains cas, capables de présenter les constitutions les plus favorables au développement d'une maladie qui aurait ordinairement son origine dans les Indes. Surtout si l'on veut bien mettre en ligne de compte les importantes modifications que depuis une trentaine d'années les Européens se sont plû à apporter dans leur hygiène générale comme dans leur régime particulier, par l'usage de substances importées des pays tropicaux, tels que le tabac, le café, les alcools et une foule d'autres produits exotiques, qui entrent aujourd'hui dans notre alimentation journalière.

Ajoutant encore à toutes ces prédispositions, par l'intempérance alimentaire, qui est devenue aujourd'hui la régle, tandis que la sobriété est, et restera toujours l'exception.

Principiis obsta, sero medicina paratur.

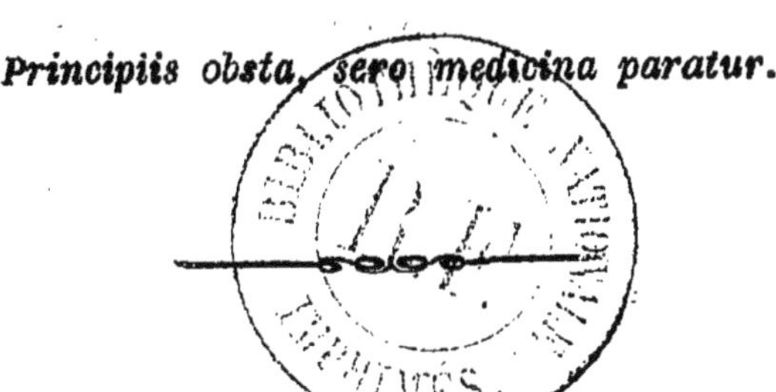